Suchi Soni
Srishti Rawat
Hrudananda Sahu

Efeitos transitórios do ABR nas EOAPD em adultos com audição normal

Suchi Soni
Srishti Rawat
Hrudananda Sahu

Efeitos transitórios do ABR nas EOAPD em adultos com audição normal

ScienciaScripts

Imprint

Any brand names and product names mentioned in this book are subject to trademark, brand or patent protection and are trademarks or registered trademarks of their respective holders. The use of brand names, product names, common names, trade names, product descriptions etc. even without a particular marking in this work is in no way to be construed to mean that such names may be regarded as unrestricted in respect of trademark and brand protection legislation and could thus be used by anyone.

Cover image: www.ingimage.com

This book is a translation from the original published under ISBN 978-3-330-33009-2.

Publisher:
Sciencia Scripts
is a trademark of
Dodo Books Indian Ocean Ltd. and OmniScriptum S.R.L publishing group

120 High Road, East Finchley, London, N2 9ED, United Kingdom
Str. Armeneasca 28/1, office 1, Chisinau MD-2012, Republic of Moldova, Europe
Printed at: see last page
ISBN: 978-620-7-69671-0

Efeito temporário de Resposta do cérebro auditivo a EOAPD em adultos com audição normal Sensibilidade

Autor : Suchi Soni

Co-autores: Srishti Rawat, Hrudananda Sahu

CAPÍTULO 1

Introdução

A audição é um sistema extremamente complexo, com uma grande sensibilidade, um controlo preciso das frequências e uma vasta gama dinâmica. É suficientemente sensível para percecionar sinais acústicos. O processamento físico do sinal acústico é designado por audição (Stach, 2008). A sensibilidade auditiva é definida como a capacidade de um órgão sensorial detetar um estímulo, e qualquer lesão no sistema auditivo resulta em perda auditiva, que pode ser definida como um desvio ou alteração da função auditiva (Newby & Popelka, 1992).

A audição e o sistema auditivo podem ser avaliados através de medidas audiológicas subjectivas e objectivas. As medidas subjectivas baseiam-se nas reacções comportamentais dos ouvintes e incluem principalmente a audiometria tonal, que mede os limiares de deteção dos tons puros, e a audiometria vocal. As medidas objectivas, por outro lado, não se baseiam nas reacções comportamentais, mas utilizam uma série de testes fisiológicos para medir a integridade do sistema auditivo. Estas medidas objectivas incluem a audiometria de imitação, as emissões otoacústicas (EOA) e a audiometria de potencial evocado (Water & Staecke, 2005).

As EOA são uma das medidas objectivas da capacidade do ouvido para processar os estímulos acústicos e podem ser definidas como "o som produzido na cóclea pelas células ciliadas externas. As EOA podem ser detectadas no tímpano através de um microfone sensível miniaturizado" (Norton & Stover, 1994). O fenómeno das emissões otoacústicas baseia-se num mecanismo ativo na cóclea e foi descrito pela primeira vez por Kemp (1978). Trata-se de sons de baixa intensidade que reflectem processos activos não lineares na cóclea.

Estes processos são responsáveis pela elevada sensibilidade, pela clara seletividade de frequências e pela vasta gama dinâmica da audição humana (Norton, 1992).

Como instrumento clínico, as EOA apresentam várias vantagens. As EOA são não-invasivas e objectivas, pelo que são amplamente utilizadas em contextos clínicos e em programas de rastreio auditivo do recém-nascido e da primeira infância (Prieve, 2002). São também utilizadas para avaliar objetivamente o estado da audição em populações difíceis de testar, para estimar objetivamente o grau de perda auditiva e como uma ferramenta valiosa na bateria de testes de diagnóstico audiológico para determinar a localização da lesão (Lonsbury-Martin & Martin, 2003). Além disso, as EOA são utilizadas para monitorizar o estado auditivo da cóclea durante ou após uma intervenção terapêutica (Lonsbury-Martin & Martin, 2001).

As EOAs são divididas, grosso modo, em EOAs espontâneas (EOAs) e EOAs evocadas (EOAs). As EOAE podem ocorrer sem estimulação externa, enquanto as EOAE necessitam de um estímulo evocativo para ocorrer. As EOAEs são divididas em EOAs evocadas transitórias (EOATs), EOAs produzidas por distorção (EOAPDs) e EOAs de frequência de estímulo (EOAEs-FE).

As EOAPD são um tipo de EOAE que resultam da distorção por intermodulação causada por aspectos não lineares do processamento coclear em resposta a dois sons primários simultâneos que estão próximos em frequência. São registadas no canal auditivo e é necessária uma retransmissão eficiente para transmitir as EOAE do ouvido interno para o canal auditivo (Robinette & Glattke, 2007).

Sabe-se que as EOAPD são emitidas a uma frequência conhecida em relação aos estímulos, o que ajuda a determinar a localização exacta na membrana basilar que responde a dois estímulos conhecidos, mas há vários factores que influenciam as EOAPD. Estes factores incluem: parâmetros do estímulo, variáveis do doente e factores ambientais (Hall, 2000). Dentre as variáveis ambientais, a exposição ao ruído é a mais importante. A análise das EOAPD é importante para estudos relacionados à perda auditiva adquirida, pois na maioria dos casos são principalmente as células ciliadas que são afetadas, por exemplo, na fase inicial da exposição ao ruído (Clark & Bohne, 1978; Davis, Ahroon, & Hamernik, 1989). O estudo da audição em grupos expostos ao ruído, como as chinchilas, mostrou uma diminuição da amplitude das EOAPD, enquanto os limiares do PEATE não diferiram significativamente (Bohne, Harding & Ahmad, 2002). Resultados semelhantes foram observados em recrutas do exército (Desai, Reed, Cheyne, Richards, & Prasher, 1999; Lapsley-Miller, Marshall, & Heller, 2004; e Lapsley-Miller, Marshall, & Heller, & Hughes, 2006), pelo que a redução das EOA é considerada um fator de risco que pode indicar uma futura perda auditiva em pessoas expostas a sons contínuos e passos (Lapsley-Miller, et al, 2006).

Num estudo semelhante, Mhatre et al (2010) examinaram a mudança temporária do limiar induzida pelo ABR em diferentes estirpes de ratinhos. As EOAPD foram realizadas antes e imediatamente após a medição do ABR e encontraram uma redução na resposta das EOAPD quando as EOAPD foram realizadas após o teste ABR. No entanto, a redução das EOAPD foi temporária e quando o teste foi repetido uma hora depois, a amplitude das EOAPD foi a mesma que antes do nível do PEATE. Assim, os estudos acima referidos apoiam a ideia de que as EOAPD são uma ferramenta clínica muito útil para a deteção precoce de alterações do limiar devido à exposição ao ruído.

Necessidade do estudo

A avaliação da audição na população clínica e no rastreio de bebés é geralmente efectuada através da utilização combinada do Potencial Evocado Auditivo de Tronco Cerebral (PEATE) e das EOAPD, que são realizadas sequencialmente, sendo que o registo do PEATE geralmente precede o teste das EOAPD. O uso desse esquema pode resultar em uma resposta menor das EOAPD se as EOAPD forem realizadas após o exame de ABR, o que pode levar a um diagnóstico errôneo. Em um estudo realizado por Mhatre et al (2010), as amplitudes das EOAPD foram temporariamente reduzidas em todas as frequências após o PEATE em várias linhagens de camundongos, sugerindo que o PEATE pode induzir uma mudança temporária de limiar (TTS) e que as EOAPD são uma medida sensível da integridade funcional da célula ciliada externa.

Assim, o presente estudo contribuiria para determinar se o protocolo deveria ser invertido na ordem tradicional dos testes audiológicos, realizando as medições das EOA antes da avaliação do PEATE, de forma a garantir que a resposta das EOAPD não seja influenciada, permitindo assim um correto diagnóstico da sensibilidade auditiva.

Objetivo do estudo

•	Para avaliar o efeito imediato do PEATE na amplitude das EOAPD e na relação sinal-sinal

Relação sinal-ruído (SNR) em todas as frequências.

•	Para obter a amplitude das EOAPD e a SNR em todas as frequências após uma hora Registo ABR.

CAPÍTULO 2

Revisão da literatura

A relação entre a exposição ao ruído e os seus efeitos sobre a audição tem sido objeto de numerosos estudos ao longo dos anos. A exposição ao ruído pode levar à perda de audição, mas os efeitos da exposição ao ruído dependem de vários factores, como a duração da exposição, a frequência da exposição, o tipo de ruído e a intensidade da exposição. Por exemplo, a frequência da exposição ao ruído determina a localização das lesões na cóclea. A intensidade do ruído em decibéis determina a extensão da primeira alteração anatómica. A duração da exposição ao ruído tem um efeito que se correlaciona com a intensidade, ou seja, quanto maior for a intensidade da exposição ao ruído, mais curta pode ser a duração da exposição, resultando em danos permanentes, ao passo que o ruído de baixa intensidade pode ser inofensivo, mesmo que o ouvido seja exposto durante um longo período.

Fraenkel, Freeman e Sohmer (2001) estudaram os efeitos da duração da exposição ao ruído na sensibilidade dos ratos. A duração da exposição ao ruído foi de uma hora e de três dias. Os resultados mostraram que uma maior duração da exposição ao ruído resultou numa maior redução das respostas das EOAPD e numa mudança permanente do limiar (PTS). O tempo de exposição (contínuo ou intermitente) também influenciou a extensão dos danos. Os períodos de repouso entre exposições subsequentes asseguram alguma recuperação das alterações (Bohne & Clark, 1990; Bredberg, 1968).

A frequência de exposição ao ruído determina a localização dos danos no órgão de Corti, da ponta à base (Willot, 2001). Lee, Bohne & Harding (2008) encontraram uma perda dispersa de CCE na parte apical do órgão de Corti após exposição a 0,5 kHz de ruído. A intensidade do ruído também influencia o ritmo a que o ouvido é danificado e a extensão do dano anatómico inicial. Também determina se a perda auditiva associada será temporária ou permanente (Willott, 2001).

7

Foram avançadas várias hipóteses para explicar a patogénese da mudança de limiar induzida pelo ruído, incluindo 1) redução do fluxo sanguíneo durante a exposição (Hawkins, 1971), levando à hipóxia (ou seja, redução do teor de oxigénio) e à libertação de espécies reactivas de oxigénio na cóclea (Quirk et al, 1992); 2) exaustão metabólica das células sensoriais estimuladas (Gelfand, 1997); 3) libertação excessiva de neurotransmissores durante a exposição, conduzindo a lesões tóxicas excitatórias das fibras e terminações nervosas aferentes (Pujol, 1992); 4) agitação dos fluidos cocleares pela lâmina reticular danificada (Bohne e Rabbitt, 1983).

A exposição a um ruído de intensidade moderada durante vários minutos ou horas provoca inicialmente apenas uma mudança temporária do limiar (TTS). Quando os limiares são medidos depois de a pessoa ter estado afastada do ruído durante algum tempo, os limiares voltam aos valores anteriores à exposição (Taylor et al., 1965). O aparecimento de uma melhoria dos limiares durante uma exposição intermitente pode indicar que as células do ouvido se tornaram mais resistentes aos efeitos do ruído. Este fenómeno foi designado por "endurecimento" (Canlon, Borg, & Flock, 1988).

A mudança de limiar devido à exposição ao ruído tem sido estudada utilizando vários testes audiológicos, como a audiometria de alta frequência e as EOA. As EOA são um instrumento adequado para estudar os efeitos da exposição ao ruído na audição humana, tendo sido demonstrado que são fisiologicamente vulneráveis e reflectem a não linearidade mecânica da cóclea (Anderson & Kemp, 1979). Também demonstrou ser fiável na distinção entre ouvidos normais e anormais, sendo considerada uma medida válida da função coclear (Gorga, Neely, & Dorn, 1999; Shera&Guinan,

1999). Tanto as EOAT como as EOAPD têm sido utilizadas para estudar os efeitos da exposição ao ruído.

As alterações provocadas pela exposição a um ruído moderado resultam numa mudança temporária do limiar (TTS) que altera a amplitude ou a composição das frequências dos PEA (Martin et al., 1987; Schmiedt, 1986; Sutton, Martin & Whitehead, 1994). Estas alterações não são mais do que uma perda auditiva pré-clínica específica da frequência, ou seja, um dano que ainda não conduziu à perda auditiva. Este dano é medido através do cálculo da diferença entre a medição das EOAPD antes e depois da exposição ao ruído (Marshell, Miller & Heller, 2001).

As amplitudes anormais da DP são registadas em doentes cuja sensibilidade auditiva se encontra dentro dos limites normais (< 25 dB NA), uma vez que são altamente sensíveis à disfunção das CCE. A elevada sensibilidade das EOA à disfunção das células ciliadas externas é uma grande vantagem para a deteção precoce de anomalias auditivas. Os doentes com resultados das EOA completamente normais têm geralmente uma sensibilidade auditiva normal.

DPAOE e poluição sonora

As EOAPD são geradas pela natureza não linear do processo de transdução das CCE na membrana basilar. Quando expostos ao ruído, estas características das CCE alteram-se e a sensibilidade do ouvido diminui como medida de proteção. Este processo é designado por "threshold shift", o que significa que apenas os sons mais altos do que um determinado nível são ouvidos. Esta mudança pode ser temporária, crónica ou permanente. A suscetibilidade a uma mudança temporária do limiar varia consideravelmente de pessoa para pessoa (Hall, 2000). A medição das EOAPD é muito sensível na deteção de sinais precoces de danos induzidos pelo ruído nas células ciliadas externas (Hall, 2000), que não podem ser detectados pela análise do potencial evocado auditivo.

Para medir as alterações da função coclear através das EOA, são necessários três passos gerais. O primeiro passo é verificar se as condições de medição são satisfatórias. Em particular, os níveis sonoros devem ser suficientemente baixos (geralmente abaixo de -10 dB SPL) para permitir a deteção precisa da atividade das EOA, e os níveis de intensidade de estimulação no canal auditivo devem estar próximos dos valores requeridos. O passo seguinte consiste em procurar EOAs repetíveis e verificar se a amplitude das EOAs excede o nível sonoro na frequência de teste em 6 dB ou mais. Por fim, a diferença entre a amplitude das EOA e o ruído de fundo (RF) deve ser superior a 6 dB NPS para ser considerada uma EOA. No entanto, tem sido demonstrado que um DP-NF de 6 dB NPS e até mesmo de 3 dB NPS pode ser usado como uma diferença aceitável de DP-NF (Cilento, Norton, & Gates, 2003).

Kemp (1995) estudou a amplitude e a diferença de fase das EOAPD em nove pessoas com audição normal antes e depois da exposição a um ruído moderado. Os resultados mostraram que a amplitude das EOAPD foi reduzida especificamente nesta frequência, sendo que a maior redução ocorreu cerca de meia oitava acima da frequência do ruído.

Num outro estudo, a estrutura fina das EOAPD foi medida após a exposição a um ruído de banda estreita com uma frequência de 2000 Hz. Os resultados mostraram que houve uma diminuição significativa na relação entre o máximo e o mínimo da estrutura fina a partir de 2 minutos após a exposição, que tendeu a recuperar ao longo dos 32 minutos seguintes à exposição (Engdahl & Kemp, 1996). Da mesma forma, Emmerich, Richter, Reinhold e Linss (2000) encontraram níveis estáveis de EOAPD em 12 cobaias acordadas antes da exposição ao ruído industrial, que foram significativamente reduzidos após uma hora de exposição ao ruído. No entanto, após 4 meses de exposição, foi observada uma recuperação de 70% das EOAPD.

Hotz, Probst, Harris e Hauser (1993) mediram as EOAPD antes e ao final de 17 semanas de treinamento, que também incluiu a exposição ao ruído de armas. Os resultados mostraram mudanças significativas nas amplitudes de resposta na faixa de freqüência de 2 a 4 kHz, enquanto as mudanças na faixa de freqüência de 0,5 a 2 kHz não foram significativas para nenhum dos grupos. Esta alteração pode ser atribuída ao espetro de frequência do ruído, que provoca uma redução da amplitude das EOAPD numa determinada gama de frequências.

Fraenkel et al (2001) estudaram o efeito da exposição ao ruído de diferentes durações em animais sobre as respostas fisiológicas da cóclea. Os ratos foram expostos a um ruído de banda larga de 113 dB SPL durante 3, 6, 9, 12, 15 e 21 dias (12 h ligado/12 h desligado). Os animais foram testados 24 horas após o ruído ter sido desligado e novamente após um período de 6 semanas por ABR para estímulos clique e um pulso de tom de 2 kHz (TB), conteúdo de energia das EOAT e amplitude das EOAPD. Os limiares do PEATE (clique e TB) foram significativamente elevados e as amplitudes das EOAPD e o conteúdo energético das EOAT foram significativamente reduzidos em todos os grupos de duração da exposição, em comparação com os ratos de controlo. Isso pode ser explicado pela possibilidade de que exposições curtas ao ruído possam causar danos aos estágios iniciais e mais ativos da transdução coclear.

Savitha, (2002) investigou a eficácia das EOAPD como indicador precoce de perda auditiva induzida por ruído em 40 ouvidos expostos a ruído com sensibilidade auditiva normal. Os resultados mostraram que as EOAPD foram um indicador precoce de perda auditiva induzida por ruído, embora não tenha sido demonstrado em som puro e a frequência de 4,053 kHz tenha sido a mais sensível ao dano causado pelo ruído.

Reuter, Ordonez & Hammershoi (2007) estudaram os efeitos de uma sobre-exposição de 3 minutos a um som de 1 kHz a um nível de pressão sonora equivalente ao limiar de 105,5 dB monoaural em 39 pessoas com audição normal. Os efeitos da sobre-exposição foram estudados nas EOAPD de banda larga e na estrutura fina das EOAPD. Os desvios das EOAPD obtidos foram comparados com os TTS obtidos após exposição semelhante. Foram encontradas semelhanças entre os desvios das DPOAE e o TTS na gama de frequências afetada e no tempo de recuperação.

Assim, estudos demonstram que alterações precoces na função micromecânica da cóclea podem ser monitoradas pelas EOAPD. Em humanos, o TTS após a exposição a sons altos está geralmente associado a uma redução temporária nos níveis de EOAPD, com semelhanças na evolução temporal das funções de recuperação do TTS e das EOAPD (Reuter et al., 2007; Sutton et al., 1994).

Dada a sensibilidade elevada e selectiva das EOA às lesões das células ciliadas externas, este teste é valioso como ferramenta de diagnóstico para monitorizar alterações precoces induzidas pelo ruído no ouvido interno. Os estudos acima mostram claramente que o TTS, causado por níveis de ruído médio a alto, está associado a alterações na amplitude das EOA (Hall, 2000). Alguns investigadores, no entanto, propõem a utilização das EOAPD e das EOAT para obter uma melhor previsão do estado da audição (Vinck, Cauwenberge, Leroy, & Corthals, 1999).

Estudos têm sido realizados para comparar as diferenças entre as EOAT e as EOAPD quando expostas ao ruído. Souza, (2009) realizou um estudo com 60 pessoas expostas a ruído industrial e 60 controles não expostos para medir a diferença entre as EOAPD e as EOAT. Os resultados mostraram que os militares não expostos ao ruído apresentaram maiores registros de EOAT e amplitudes de EOAPD em comparação com o grupo exposto ao ruído; no entanto, as EOAPD foram mais sensíveis para detetar os efeitos precoces da exposição ao ruído. As EOAPD mostraram ser mais eficazes do que as EOAT, uma vez que uma gama mais alargada de frequências (entre 1000 e 8000 Hz) está disponível para avaliação (Avan, Bonfils & Loth, 1996). As EOAET estão limitadas a uma gama de frequências entre 500 e 6000 Hz (Avan et al, 1996).

No entanto, Libbin (2008) encontrou uma redução na amplitude das EOAPD e das EOAT em frequências mais altas em músicos de marcha após exposição ao ruído, em comparação com limiares inalterados para tons puros, de modo que a combinação das medições das EOAPD e das EOAT aumentaria a sensibilidade para detetar pequenas lesões das CCE que não ocorrem dentro dos limiares para tons puros.

Assim, as EOA reflectem a atividade das células ciliadas externas da cóclea, necessária para uma audição normal, e uma diminuição da atividade das células ciliadas externas conduz geralmente a uma redução das EOA. A avaliação das EOA pode ser uma ferramenta de rastreio adequada para a sensibilidade auditiva, uma vez que a fiabilidade teste-reteste das EOAPD é também muito aceitável (Franklin et al., 1992) e as EOAPD detectam alterações na sensibilidade coclear a estímulos tonais curtos. Em geral, os resultados dos estudos em animais indicam que as EOAPD são uma abordagem promissora para avaliar a sensibilidade e a suscetibilidade da cóclea à sobre-estimulação auditiva (Mensh et al., 1993).

Os estudos acima referidos mostram claramente que as EOA são um instrumento clínico muito útil para os ouvidos expostos ao ruído e que o efeito do ruído pode ser observado nas EOA, mesmo que não seja detectado pela audiometria tonal. As EOA são também uma ferramenta clínica muito importante para o rastreio auditivo infantil com ABR. No entanto, se as EOAs forem realizadas após o PEATE, podem levar ao TTS, que por sua vez leva à redução ou ausência de EOAs. Em um estudo com animais em que o PEATE foi realizado antes do teste de EOA, isso resultou em uma redução na amplitude das EOAs. Isso pode ser devido ao fato de que o exame ABR incluiu uma apresentação contínua de cliques e pulsos sonoros, que, por sua vez, podem desencadear TTS (Mhatre et.al, 2010). No entanto, o presente estudo é a primeira tentativa de examinar o efeito transitório do PEATE na amplitude das EOAPD em humanos.

CAPÍTULO 3

Método

O objetivo do presente estudo foi analisar o efeito transitório da resposta auditiva de tronco encefálico no produto de distorção das emissões otoacústicas. Para isso, foi utilizado o seguinte método.

Participantes

Para atingir o objetivo deste estudo, foram recolhidos dados de 50 participantes. Todos os participantes tinham idades compreendidas entre os 18 e os 29 anos (idade média = 22,5 anos) e apresentavam limiares auditivos dentro da normalidade em ambos os ouvidos. As EOAPD foram registradas em uma orelha selecionada aleatoriamente para cada participante.

Critérios de seleção dos participantes

Foram seleccionados para o estudo os participantes que preenchiam os seguintes critérios:

- Sem antecedentes de otite, perfuração do tímpano, traumatismo craniano, exposição a ruídos ou secreção auricular.

- Indivíduos com limiares tonais inferiores a 15 dB NA para frequências de oitava entre 250 Hz e 8000 Hz para a condução aérea e entre 250 Hz e 4000 Hz para a condução óssea. O limiar tonal foi determinado utilizando uma versão modificada do método de Hughson e Westlake (Carhart & Jerger, 1959).

- Resultados do reconhecimento da fala com uma diferença de ± 12 dB em relação ao tom puro médio (PTA).

- Mais de 90% de reconhecimento de voz em ambos os ouvidos.

- Timpanograma bilateral tipo "A" com reflexos ipsilaterais e contralaterais em ambos os ouvidos. Durante o exame, foi solicitado ao indivíduo que se sentasse confortavelmente e que não engolisse. A timpanometria foi realizada com uma sonda de 226 Hz e os reflexos acústicos ipsilaterais e contralaterais foram medidos em 500, 1000, 2000 e 4000 Hz.

- Sem doença atual no momento do exame

Conceção da investigação

Este estudo seguiu um modelo de investigação específico. A conceção de investigação utilizada neste estudo foi uma conceção pré-teste-pós-teste para um grupo (Schiavetti & Metz, 2006).

Instrumentação

- O canal auditivo foi inspeccionado com um otoscópio e foram excluídas quaisquer contra-indicações para um exame audiológico.

- Foi utilizado um audiómetro de diagnóstico de dois canais calibrado (Madsen OB922) com auscultadores acusticamente adaptados (TDH 39) e um vibrador ósseo (Radio Ear B71) para estimar os limiares de tons puros, o limiar de reconhecimento da fala e os valores de identificação da fala.

- Para a determinação do timpanograma e do limiar do reflexo acústico foi utilizado o GSI-TympStar calibrado (versão 2).

- Foi utilizado um analisador de EOA ILOV6 calibrado (Otodynamics Ltd) para registar as EOAPD.

- Para o registo do PEATE, foi utilizado um sistema Biologic Navigation Pro calibrado (versão 7.0.0), equipado com um recetor de intervenção ER-3A.

Ambiente de teste

Todos os ensaios foram efectuados numa sala acusticamente tratada, onde os níveis de ruído estavam dentro dos limites permitidos pela norma ANSI S3.1; (1991).

Procedimento

O exame foi efectuado nas seguintes fases:

Histórico médico. Foi feita uma história médica detalhada para garantir que os participantes não tinham otite, trauma sonoro ou outros distúrbios otológicos.

Exame otoscópico: durante o exame otoscópico, o ouvido externo e o tímpano foram examinados. Apenas os participantes com um exame otoscópico normal foram incluídos na experiência.

Para garantir uma audição normal, foi efectuado um teste de tom puro em todos os participantes. Os limiares tonais para condução aérea e condução óssea foram determinados para as frequências de 250 Hz a 8 kHz e 250 Hz a 4 kHz, respetivamente.

Para excluir patologia do ouvido médio, foi efectuada a **medição da imunidade.** Foram incluídos no estudo os indivíduos com timpanograma tipo "A" com reflexos acústicos presentes. A complacência estática e a pressão na orelha média foram registadas para cada indivíduo.

Medição das EOAPD: As EOAPD foram registadas utilizando o analisador de EOA ILOV6 (Otodynamics Ltd). Foram utilizados dois sinais primários para registar os produtos de distorção. A preparação para o registo incluiu um canal auditivo externo desobstruído, um posicionamento ótimo da sonda e um ambiente de registo relativamente silencioso.

₂Parâmetros do estímulo das EOAPD Foram utilizados os sinais primários fl e f com f2/f1 = 1,3, gerados nas frequências de teste de 1001 Hz a 6006 Hz, com resolução de frequência de uma EOAPD por oitava. ₂Foram seleccionados dois níveis: $L_1 = 65$ dB

SPL, L = 55 dB SPL. O nível L2 foi inferior ao nível Li para igualar as amplitudes das oscilações das ondas progressivas, que representam as duas primárias, onde se localizam na BM.

(Robinette & Glattke, 2007). Entre os parâmetros de resposta considerados como EOAPD estão a amplitude DP e a SNR. ¡Um pico em *2f - f2* no espetro foi aceite como EOAPD se fosse 3 dB mais alto do que o ruído de fundo. O protocolo das EOAPD está resumido na Tabela 1.

Table 1

Protocolo de teste para a medição das EOAPD.

Sinais primários	fl e f2
f2/fl	1.3
Frequências de teste	1001 à 6006
Resolução de frequência	1 ponto/oitava
Níveis predefinidos	L1 = 65 dB SPL, L_2 = 55 dB SPL

Durante a **medição do ABR**, os participantes foram sentados numa cadeira e foi-lhes pedido que relaxassem, fechassem os olhos e, se possível, dormissem. As zonas onde seriam aplicados os eléctrodos foram preparadas com um gel de preparação da pele. Os eléctrodos de disco revestidos a prata foram aplicados com um gel de chumbo. O protocolo utilizado para a medição do PEATE é apresentado na Tabela 2.

Table 2

Protocolo de teste para medições ABR.

Tipo de transdutor	Introduzir o auricular ER-3A
Tipo de estímulo	Cliques

Intensidade	A intensidade do estímulo de entrada foi inicialmente fixada em 90 dB nHL e depois atenuada em passos de 20 dB até ser atingido um valor limiar.
Polaridade do estímulo	Ação rara
Taxa de estimulação	30.1/seg.
Definição do filtro	100 Hz a 3000 Hz
Número de exames	1500
Número de registo	2
Colocação dos eléctrodos	Inversão (-) - Teste do pavilhão auricular
	Não inversor (+) - Frente (Cz)
	Massa - testículo não mastoideu
Inter-electrodo Impedância	Menos de 5 k Q.
Ganhar	10.000 gv

Toda a experiência foi efectuada em duas fases, incluindo medições pré-exposição e pós-exposição.

Medições pré-exposição

Foram efectuados três registos repetidos de EOAPD antes do teste ABR. Nos três registros das EOAPD, a sonda foi retirada e reinserida antes de cada medida. Isso foi feito para reduzir a variabilidade nas EOAPD devido à inserção da sonda, e a média dos três registros foi usada para a análise final.

Medidas pós-exposição

As EOAPD pós-exposição foram medidas duas vezes, uma imediatamente após o registo do PEATE e outra uma hora após o registo do PEATE. Assim, para cada sujeito, o registo das EOAPD incluiu as três medições efectuadas imediatamente após o registo do PEATE e as três medições efectuadas uma hora após o registo do PEATE, sendo a razão para estas três medições a mesma que para o teste pré-exposição. O registo das EOAPD uma hora após o registo do PEATE foi realizado para estudar a recuperação do TTS.

Cálculo do desvio de DPOAE

Era provável que os valores das EOAPD diminuíssem após o teste ABR, pelo que a magnitude do desvio das EOAPD foi calculada como a diferença entre o valor ABR antes e depois da medição. Todos os valores de EOAPD pré-exposição foram calculados como a média das medidas repetidas.

Análise estatística

Os dados foram analisados estatisticamente com recurso ao software SPSS (versão 17). A estatística descritiva foi utilizada para calcular a média e o desvio padrão. Para a análise dos dados relativos às três avaliações, foi utilizada uma ANOVA de medidas repetidas e o teste de Friedman.

CAPÍTULO 4

Resultados e discussão

O objetivo do presente estudo foi examinar o efeito transitório do PEATE na amplitude e na SNR das EOAPD em diferentes frequências, bem como a amplitude e a SNR das EOAPD em diferentes frequências após uma hora de registro do PEATE. Para atingir este objetivo, foi realizada uma série de testes de EOAPD antes, depois e uma hora após o teste ABR em diferentes frequências. Os dados obtidos pelos sujeitos após três medições foram calculados e tabulados, e a análise foi feita para cada condição usando o software Statistical Package for Social Sciences (SPSS) versão 17.

Para atingir o objetivo do presente estudo, foram seleccionados 50 participantes com sensibilidade auditiva normal em ambas as orelhas, confirmada por testes audiométricos comportamentais de rotina e medidas de imissão. Os dados foram analisados por meio de ANOVA com medidas repetidas e teste de Friedman. Os resultados mostraram que a amplitude das EOAPD e a resposta SNR mudaram antes e depois do teste ABR. Os resultados do presente estudo são discutidos em três secções.

a. Efeito da ABR na SNR

b. Efeito do ABR na amplitude da DP

c. Diagrama de recuperação das EOAPD

Efeito da ABR na SNR

A SNR das EOAPD foi medida para todos os 50 indivíduos nas três condições. Foi observada uma variação significativa da RSR entre os sujeitos. A Tabela 3 mostra a média e o desvio padrão (DP) dos valores de SNR das EOAPD para cada freqüência. A partir da

podemos ver que o valor absoluto médio das EOAPD SNR, que corresponde a valores mais baixos, é superior ao das EOAPD SNR.

O nível de exposição a frequências mais elevadas após a exposição à ASL é inferior ao das frequências mais elevadas.

Quadro 3

Média e desvio padrão da SNR absoluta das EOAPD em diferentes frequências, determinada para três condições diferentes (PE antes da exposição, PO após a exposição, HR uma hora após a exposição).

Frequência (Hz)	Condições	Média	SD
1001	PE	12.0947	5.91437
	PO	7.6273	5.89953
	RH	10.2893	5.48798
1501	PE	18.3187	5.10447
	PO	14.1823	5.00135
	RH	15.7807	4.70513
2002	PE	18.4003	5.26785
	PO	15.7513	6.02093
	RH	16.8953	5.84086
3003	PE	15.8487	4.45638
	PO	13.9100	5.16674
	RH	15.2181	4.70289
4004	PE	17.7393	4.95996
	PO	16.2487	5.26640
	RH	16.4520	5.49940
6006	PE	13.9440	6.14045
	PO	12.2440	6.91402

	RH	13.4340	6.54336

A Figura 1 mostra a ordem de grandeza das diferenças entre as três condições para cada frequência, sob a forma de um gráfico de barras. As Figuras 2, 3 e 4 mostram um exemplo da DP em gramas de um participante nas três condições.

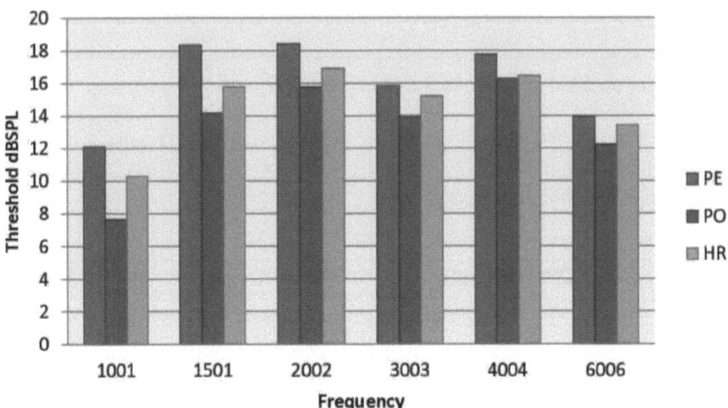

Pessoas com sensibilidade auditiva normal.

Figura 1: Valor médio da SNR DPOAE antes, depois e uma hora após o teste ABR para

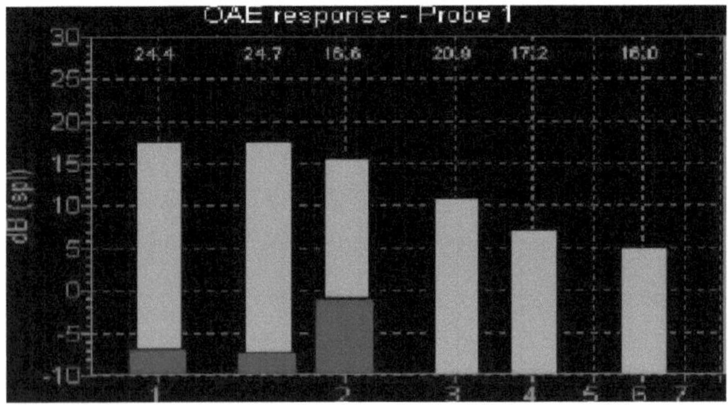

Figura 2: Exemplo representativo de um grama DP de um participante na condição de exposição frontal (ABR).

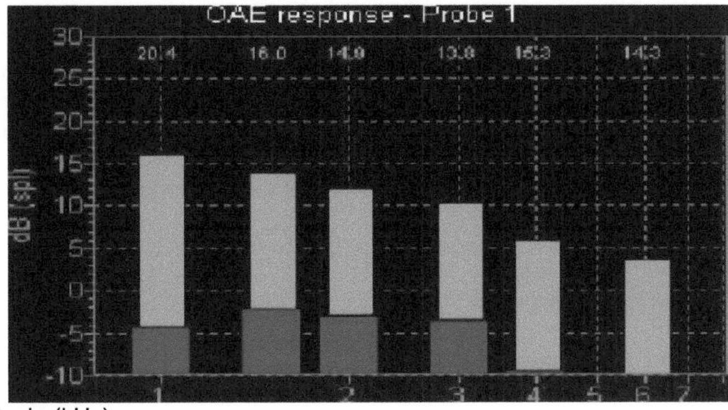

Frequência (kHz)

Ilustração 3: Exemplo representativo de um participante no RFP gram in the mail (ABR)

Condições de exposição.

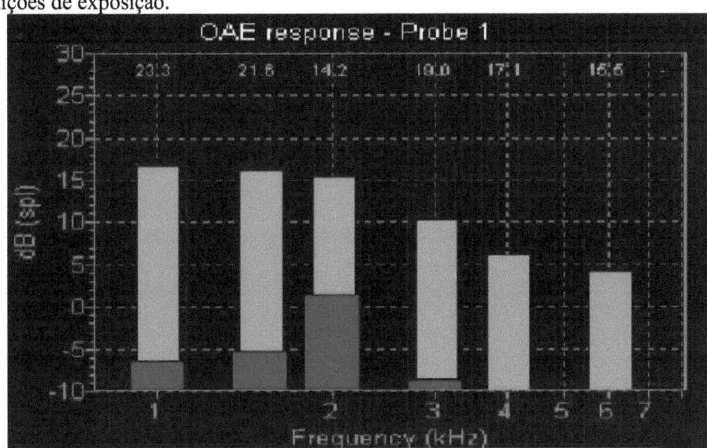

Figura 4: Exemplo representativo do DP-grama de um participante uma hora após a condição de exposição (ABR).

Posteriormente, foi realizada uma ANOVA de medidas repetidas para analisar a diferença significativa no NSR entre as três condições e mostrou que o tempo de medição (antes, depois e depois de uma hora) e a frequência tiveram uma influência significativa nos valores de NSR das EOAPD, com uma diferença significativa no NSR entre todas as frequências encontradas para as três condições ($p < 0,05$). Os resultados também demonstraram que a frequência foi uma variável significativa, indicando que o padrão de atenuação e recuperação não foi semelhante em todas as frequências, conforme demonstrado na Tabela 4. Para analisar a diferença entre as condições, foi realizada uma comparação par a par utilizando a comparação múltipla de Bonferroni, que revelou uma diferença significativa entre antes e depois ($p<,01$) e também entre depois e uma hora de recuperação ($p<,01$) (Tabela 5). Os valores de p significativos da diferença entre antes, depois e uma hora após o PEATE para cada frequência são mostrados na Tabela 5, com os valores sombreados indicando nenhuma mudança significativa.

Quadro 4

Valores F das EOAPD para cada frequência.

Frequência (Hz)	1001	1501	2002	3003	4004	6006
F (2,98)	40.183*	24.494*	13.299*	13.687*	6.842*	8.280*
*=p<.01						

Quadro 5

Diferença estatisticamente significativa (p-value) entre as três condições para cada frequência de EOAPD.

Frequência (Hz)	PE versus PO	PO vs. HR	PE vs. HR
1001	0.000	0.000	0.001
1501	0.000	0.038	0.000
2002	0.000	0.135	0.031
3003	0.000	0.011	0.238
4004	0.001	1.000	0.024
6006	0.000	0.063	0.690

As tabelas acima mostram que a redução das EOAPD induzida pelo ABR em termos de SNR foi observada em todos os sujeitos, com alguma variabilidade entre os sujeitos. Observa-se também que a atenuação das EOAPD é mais significativa nas frequências mais baixas (1001 Hz a 3003 Hz) do que nas frequências mais altas (4004 a 6006), indicando que o efeito da exposição à ELA foi maior nas frequências abaixo do espetro de frequência do clique.

Efeito do ABR na amplitude da DP

A média e o desvio padrão da amplitude das EOAPD foram calculados para cada frequência. Verificou-se que o desvio padrão para a amplitude das EOAPD foi maior do que a média em todas as frequências, portanto, a mediana foi utilizada para a análise. A análise não-paramétrica foi realizada através do teste de Friedman para todas as frequências. A Tabela 6 apresenta a mediana e o DP da amplitude do DP.

Mediana e desvio padrão para a amplitude absoluta das EOAPD em diferentes frequências, determinadas para três condições diferentes (EP antes da exposição, PO após a exposição, HR uma hora após a exposição).

Frequência (Hz)	Condições	Mediana	SD
	PE	6.3167	5.65569
1001	PO	4.3833	7.13773
	RH	5.3667	5.75321
	PE	12.8833	4.86326
1501	PO	10.3500	5.18906
	RH	11.9000	4.45523
	PE	11.4167	5.63697
2002	PO	10.6667	5.86001
	RH	10.4000	5.16509

3003	PE	5.3167	4.74624
	PO	6.1500	5.38328
	RH	6.0500	4.87059
4004	PE	6.7500	5.35886
	PO	5.6833	5.36445
	RH	6.7833	5.31927
6006	PE	2.0667	6.76002
	PO	1.6500	7.55610
	RH	2.2500	6.68280

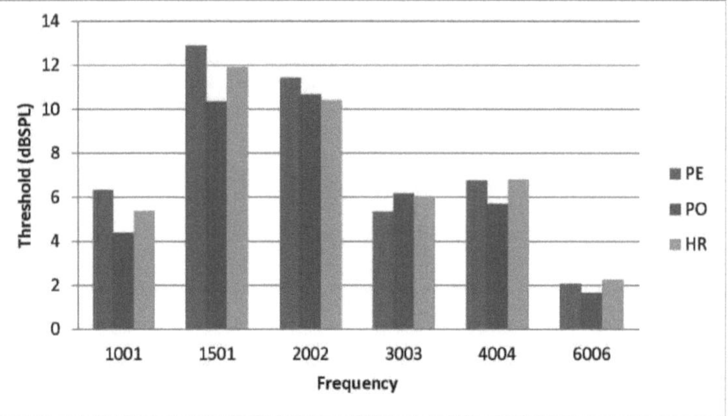

A magnitude da diferença entre as três condições para cada frequência das EOAPD é apresentada como um gráfico de barras na Figura 5.

Figura 5: Valor mediano da amplitude das EOAPD antes, depois e uma hora após o teste ABR em pessoas com audição normal.

O teste de Friedman foi realizado para determinar a diferença na amplitude das PD entre as três condições (antes, depois e depois de uma hora). A Tabela 7 mostra os valores do qui-quadrado para todas as frequências das EOAPD. Pode-se observar que a amplitude da PD das frequências baixas é significativamente afetada em comparação com as frequências altas após o teste ABR (p<0,05). Posteriormente, o teste Wilcoxon Signed Ranks foi realizado para frequências mais baixas para analisar a diferença significativa e verificou-se que o tempo de medição teve uma influência significativa na amplitude das EOAPD. A frequência também foi uma variável significativa, indicando que o efeito do PEATE e da recuperação não foi o mesmo em todas as frequências, com uma diferença significativa na amplitude das EOAPD observada nas frequências entre 1001 Hz e 1501 Hz para as três condições. Os valores Z significativos da diferença entre antes, depois e uma hora após o teste ABR para cada frequência são apresentados na tabela 8.

Valores de qui-quadrado para diferentes frequências de EOAPD.

FREQUÊNCIA (Hz)	Qui-quadrado(2)
1001	39.520*
1501	17.760*
2002	2.000
3003	0.131
4004	1.095
6006	4.357
*=p<.05	

Quadro 8

Valores de Z em três condições a frequências de 1001 Hz e 1501 Hz.

FREQUÊNCIA (Hz)	PE versus PO	PO vs. HR	PE vs. HR
	Z	Z	Z
1001	_ _ _ * 5.502	*4.175	3.137
1501	3.823	-2.466	-2.457*

O objetivo deste estudo foi examinar a mudança na amplitude e SNR das EOAPD em resposta a estímulos sonoros não perigosos (cliques), que são comumente usados em clínicas de rotina para avaliar a sensibilidade auditiva (teste ABR padrão), e que ainda não foram relatados em humanos. A mudança temporária na amplitude do PD e SNR foi observada em 50 pessoas com sensibilidade auditiva normal, que recuperou após um período de repouso de uma hora.

A redução da amplitude das EOAPD após o teste ABR pode indicar um efeito direto nas células ciliadas sensoriais em resposta à estimulação acústica constante. Alternativamente, o controlo central também poderia ser responsável pela redução da atividade das CCE, uma vez que os neurónios olivococleares mediais (MOC) projectam para as células ciliadas externas (CCE). Abdala, Mishra e Williams (2009) e Deeter, Abel, Calandruccio e Dhar (2009) demonstraram que a ativação dos neurónios MOC conduz a uma diminuição das EOAPD. É, portanto, possível que os estímulos ABR activem os neurónios MOC, que têm um efeito supressor sobre as CCE e os resultados das EOA.

O reflexo do músculo do ouvido médio (reflexo MEM), que pode ser desencadeado por testes ABR não perigosos, também pode influenciar a atividade das CCE (Goodman & Keefe, 2006). O desencadeamento do reflexo MEM resulta numa contração do músculo estapédio, que pode alterar a pressão sonora no canal auditivo e, assim, reduzir a resposta das CCE, o que, por sua vez, pode enfraquecer a resposta das EOAPD.

No entanto, a redução da resposta do PD induzida pelo ABR é altamente variável. Foram encontradas diferenças entre os sujeitos (1) na magnitude do deslocamento das EOAPD; (2) na especificidade da frequência do deslocamento do PD (3) no padrão de recuperação. Estudos têm demonstrado que o deslocamento das EOAPD devido à exposição ao ruído geralmente apresenta alta variabilidade entre os sujeitos (Engdahl & Kemp, 1996). No presente estudo, essa variabilidade pode ser atribuída à vulnerabilidade individual à exposição ao ruído.

No presente estudo, a resposta das EOAPD foi mais afetada nas frequências entre 1 e 3 kHz. Isso pode ser devido ao fato de que o PEATE foi medido com um estímulo clique e o clique tem sua concentração de frequência nas mesmas faixas de frequência. Esse resultado também está de acordo com Gupta (2002), que observou que a maioria das mudanças de limiar ocorreu na frequência do estímulo indutor de TTS e acima dela. Estudos anteriores também mostraram que a frequência de exposição ao ruído tem influência no TTS. Reuter et al (2007) estudaram o efeito da exposição a um tom puro de 1 kHz (durante 3 minutos a um nível de pressão sonora de 105,5 dB) sobre as características das EOAPD em 39 pessoas com audição normal. Os resultados mostraram uma similaridade entre as EOAPD e o TTS, na faixa de frequências afetadas e no tempo de recuperação.

Embora os resultados do presente estudo e do estudo anterior de Mhatre et al. (2010) sejam semelhantes no que diz respeito ao efeito da exposição à fricção ABR na amplitude e SNR das EOAPD. No entanto, em um estudo de Mhatre et al. (2010), foi relatado que o efeito da exposição ao ABR foi maior em frequências mais altas em várias linhagens de camundongos. No presente estudo, por outro lado, foi observada uma redução na resposta das EOAPD em todas as frequências testadas, mas o efeito foi mais significativo em frequências mais baixas, entre 1001 Hz e 3003 Hz. Essa diferença pode ser decorrente dos diferentes estímulos utilizados no exame ABR. No presente estudo, o estímulo utilizado para a avaliação do PEATE foi o clique, enquanto que no estudo dos autores, o estímulo utilizado para o PEATE foi o clique e o som burst (8, 16, 24, 32 KHz).

Além disso, no presente estudo, uma diferença na amplitude do PD só foi observada em frequências mais baixas (1 KHz e 1,5 KHz) em todas as três condições (PE, PO e FC), enquanto a diferença de SNR foi observada em todas as frequências em todas as três condições. Para a SNR, no entanto, a diferença foi mais significativa em frequências mais baixas. A razão para a variação na amplitude do PD pode ser atribuída ao facto de as próprias frequências mais altas terem uma amplitude mais baixa na condição de pré-exposição. Da mesma forma, a razão pela qual a variação na SNR foi observada em todas as frequências pode ser devida a uma maior contaminação por ruído em baixas frequências (Sliwinska-Kowalska&Kotylo, 1997).

Diagrama de recuperação das EOAPD

A exposição a um estímulo ABR contínuo foi seguida de uma redução na amplitude e na SNR das EOAPD. No entanto, após um período de repouso de uma hora, foram observados três tipos diferentes de padrões de recuperação das EOAPD. O desvio das EOAPD do grupo apresentou o maior desvio das EOAPD na faixa de frequência entre 1 kHz e 3 kHz, com um valor máximo de 4,4 dB. Os padrões de recuperação das EOAPD após a exposição à ELA são discutidos em três categorias: recuperação parcial, recuperação total e ausência de recuperação.

Recuperação parcial

Na maioria dos participantes, foi observada apenas uma recuperação parcial, ou seja, a amplitude das EOAPD e a SNR não voltaram aos níveis anteriores à exposição. Um exemplo de um participante que apresentou recuperação parcial é mostrado nas Figuras 6 e 7, que se caracterizam por uma diminuição progressiva e perda das EOAPD nas frequências de teste abaixo de 3003 Hz e apenas EOAPD ligeiramente reduzidas nas frequências entre 4004 e 6006 Hz.

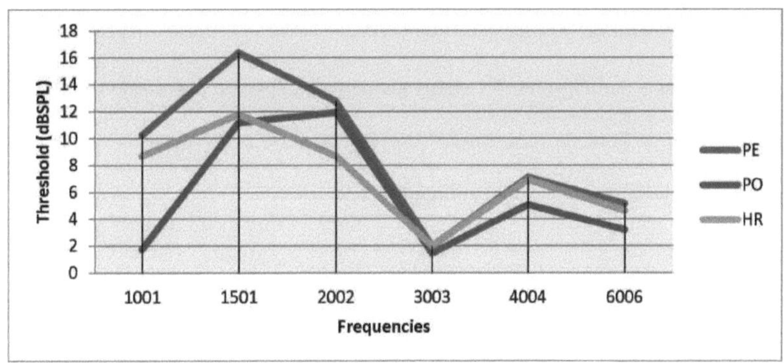

Figura 6: Exemplo representativo da recuperação parcial da amplitude das EOAPD após uma hora de exposição a um estímulo ABR.

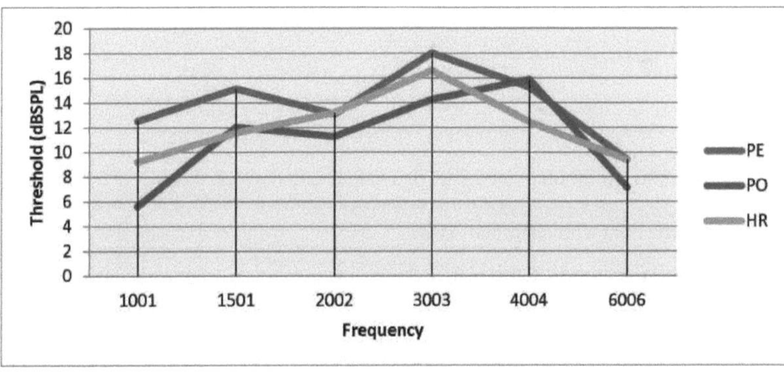

Figura 7: Exemplo representativo da recuperação parcial da SNR das EOAPD após uma exposição de uma hora a um estímulo ABR.

Ultrapassagem/recuperação total

Em alguns dos participantes, a perda inicial da amplitude das EOAPD e da SNR foi muito breve e retornou completamente ao nível pré-exposição dentro de uma hora após a exposição. Esse overshoot ou recuperação completa foi observado nos mesmos participantes em frequências mais altas, entre 3003 Hz e 6006 Hz, como mostram as Figuras 6 e 7.

Sem recuperação

Em alguns participantes, foi observada perda completa e persistente das EOAPD mesmo após uma hora de recuperação. Essa perda de EOAPD persistiu em todas as frequências de teste, como mostram as Figuras 8 e 9.

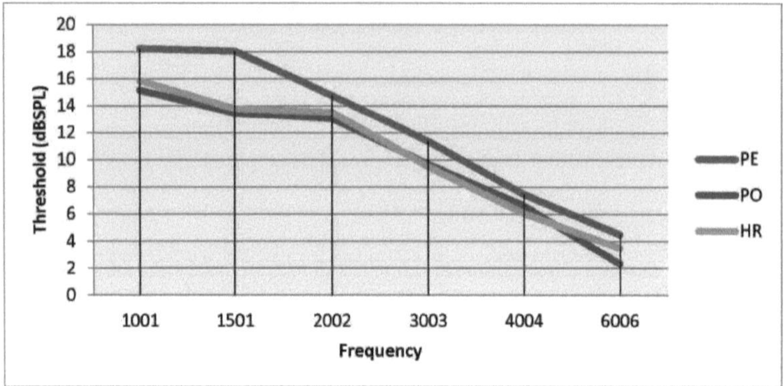

Figura 9: Exemplo representativo da falta de recuperação da SNR das EOAPD após uma exposição de uma hora a um estímulo ABR.

Figura 8: Exemplo representativo da ausência de recuperação da amplitude das EOAPD após uma hora de exposição a um estímulo ABR.

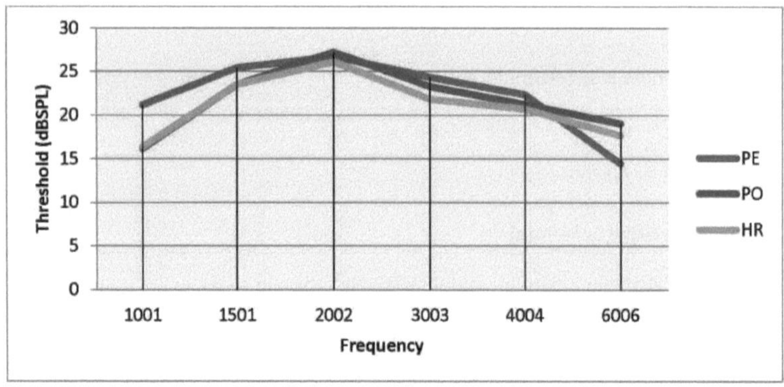

Por conseguinte, é evidente que a exposição contínua mas breve a um estímulo de clique produz resultados diferentes, tanto em termos de atenuação das EOAPD como de padrões de recuperação. Nalguns participantes, as EOAPD recuperaram mais rápida e completamente do que noutros, enquanto outros não apresentaram uma recuperação significativa das EOAPD. Padrões de recuperação semelhantes foram observados num estudo realizado por Emmerich, Richter e Reinhold,

Linsset-Linss (2000) examinaram as alterações nos níveis das EOAPD antes e depois da exposição ao ruído e verificaram que 70% das EOAPD recuperaram parcialmente no prazo de quatro meses após a exposição ao ruído e 16% dos ouvidos examinados não apresentaram recuperação das EOAPD. Verificou-se que o padrão de recuperação depende da vulnerabilidade individual aos danos causados pelo ruído, que provavelmente varia consoante a idade e o estado de saúde do indivíduo (Dancer, 1995).

Embora alguma variabilidade inter-sujeito tenha sido observada na redução e recuperação das EOAPD, os presentes resultados apoiam a hipótese de que o teste ABR de rotina causa alguma fadiga das células ciliadas, o que pode, por sua vez, levar a um comprometimento temporário e parcial das EOAPD, o que é consistente com o estudo de Mhatre et al. (2010). Os resultados do presente estudo mostram que o teste ABR antes da avaliação das EOA pode levar a erros de diagnóstico. Assim, o presente estudo ajudaria a decidir se a ordem tradicional de testes auditivos deve ser invertida, fazendo medições das EOAs antes da avaliação do PEATE, para garantir que a resposta das EOAPD não seja influenciada, o que levaria a um diagnóstico correto da sensibilidade auditiva.

CAPÍTULO 5

Resumo e conclusão

As EOA são uma das medidas objectivas da capacidade do ouvido para processar estímulos acústicos. Trata-se de sons fracos que reflectem processos não lineares activos na cóclea. Estes processos são responsáveis pela elevada sensibilidade, pela clara seletividade de frequências e pela ampla gama dinâmica do sistema auditivo humano (Norton, 1992). As EOA são uma ferramenta clínica muito útil para o rastreio auditivo e são influenciadas por vários factores, como a exposição ao ruído. A amplitude das EOA e a SNR são afectadas em pessoas com uma mudança temporária do limiar.

A avaliação da audição na população clínica e durante o rastreio infantil é geralmente efectuada através da utilização combinada da resposta auditiva do tronco cerebral e das emissões otoacústicas com produtos de distorção, que são realizadas sucessivamente, precedendo o primeiro exame o segundo. A utilização deste método pode conduzir a uma resposta reduzida das EOAPD.

No presente estudo, a amplitude das EOAPD e a SNR foram medidas para diferentes frequências antes, imediatamente e uma hora após o registo do PEATE. Para atingir o objetivo do presente estudo, foi selecionado um total de 50 participantes com sensibilidade auditiva normal em ambas as orelhas, o que foi confirmado por testes audiométricos comportamentais de rotina e medidas de imissão. Os dados foram analisados por ANOVA de medidas repetidas e teste de Friedman. Os resultados do presente estudo foram discutidos nos três tópicos seguintes:

a. Efeito da ABR na SNR.

b. Efeito do ABR na amplitude.

c. Diagrama de recuperação das EOAPD.

Os resultados mostraram que houve variação significativa entre os sujeitos. O valor médio absoluto da SNR das EOAPD obtido para as frequências mais baixas após a exposição ao PEATE foi menor do que o obtido para as frequências mais altas e o momento da medição (antes, depois e depois de uma hora) e a frequência tiveram um efeito significativo nos valores da SNR das EOAPD, com uma diferença significativa na SNR em todas as frequências encontradas para as três condições ($P<,05$). O teste de Friedman foi realizado para determinar a diferença na amplitude do PD entre as três condições (antes, depois e depois de uma hora), e verificou-se que a amplitude do PD foi significativamente afetada em baixas frequências (1001 Hz a 1501 Hz) em comparação com altas frequências após o teste ABR ($p < 0,05$). Embora tenha havido uma redução na amplitude das EOAPD e na SNR após a exposição ao estímulo ABR contínuo, três tipos diferentes de padrões de recuperação das EOAPD foram observados após um período de repouso de uma hora, a saber, recuperação parcial, completa e nenhuma recuperação.

Os testes de EOA e PEATE são muito importantes para a avaliação da acuidade auditiva e triagem auditiva em crianças. Um resultado funcional deste estudo é a recomendação da inversão da ordem de realização dos exames audiológicos. Assim, as medidas das EOAs devem ser realizadas antes do PEATE para que as respostas das EOAPD não sejam influenciadas. No entanto, se o registro do PEATE for realizado antes da medida das EOA, recomenda-se que esses exames tenham um intervalo de pelo menos uma a duas horas.

REFERÊNCIAS

1. Abdala, C., Mishra, K. S., & Williams, L. T. (2009). Contabilização da estrutura fina do produto de distorção da EOA na medição do reflexo olivococlear medial. *Journal of the Acoustical Society of America.* 1584- 1594.

2. American National Standards Institute, (1991). Critérios para o ruído ambiental máximo admissível durante os testes audiométricos. *ANSI S3.1-1991.*

3. Anderson, S. D., & Kemp, D. T. (1979). A resposta mecânica coclear evocada em primatas de laboratório, um relatório preliminar. *Archieve of Otorhinolaryngol, 224,* 47-54.

4. Avan, P., Bonfils, P., & Loth, D. (1996). Efeitos da hiperestimulação acústica no produto de distorção e nas emissões otoacústicas evocadas transientes. In A. Axelsson, H. Borchgrevink, R. Hamernik, P. Hellstrom, D. Henderson, & R. Salvi. *Scientific basis of noise-induced hearing loss* (65-81). Nova Iorque: Thieme.

5. Bohne, B. A., & Clark, W. W. (1990). Estudos de perda auditiva induzida por ruído usando um modelo animal. *Hearing Instrments, 41,* 13-16.

6. Bohne, B. A., & Rabbitt, K.D. (1983). Holes in the reticular lamina after noise exposure: implications for persistent damage in the organ of Corti. *Hearing Instrments, 11,* 41-53.

7. Bohne, B.A., Harding, G.W., & Ahmad, M. (2002). DPOAE level shifts and ABR threshold shifts compared with a detailed analysis of noise-induced histopathological damage. *Hearing Research, 174,* 158-171. 37

8. Bredberg, G. (1968). Modelo celular e suprimento nervoso do órgão de Corti humano. *Ata Otolaryngologica. 236,* 1-135.

9. Canlon, B., Borg, E., & Flock, A. (1988). Proteção contra o trauma sonoro através da pré-exposição a um estímulo acústico fraco. *Hearing Research, 34,* 197-200.

10. Canlon, B., Borg, E., & Lofstrand, P. (1992). *Physiological and morphological aspects of low-intensity acoustic stimulation. In: Noise-Induced Hearing Loss,* Mosby Year Book, pp. 489-499.

11. Carhart, R., & Jerger, J. (1959). Preferred method for clinical determination of pure tone thresholds. *Journal of Speech and Hearing Disorders, 24,* 330-345.

12. Cilento, B. W., Norton, S. J., & Gates, G. A. (2003). Os efeitos do envelhecimento e da perda auditiva no produto de distorção otoacústica. *Otolaryngology-Head and Neck Surgery, 129,* 382-389.

13. Clark, W. W., & Bohne, B. A. (1978). An animal model for the 4 kHz pitch difference. *Annuals of Otology Rhinology and Laryngology, 51,* 1-16.

14. Dancer, A. (1995). *The use of animal models in the study of the effects of noise on hearing.* Philadelphia, 10, 535.

15. Davis, R. I., Ahroon, W. A., & Hamernik, R. P. (1989). The relationship between hearing loss, sensory cell loss, and voice characteristics in chinchillas. *Hearing Research, 41,* 1-14. 38

16. Deeter, R., Abel, R., Calandruccio, L., & Dhar, S. (2009). A estimulação acústica contralateral altera o tamanho e a fase do produto de distorção das emissões otoacústicas. *Journal of the Acoustical Society of America.* 2413-2424

17. Desai, A., Reed, D., Cheyne, A., Richards, S., & Prasher, D. (1999). A ausência de emissões otoacústicas em indivíduos com limiares audiométricos normais implica a exposição ao ruído. *Bruit & Santé, 1,* 58-65.

18. Emmerich, E., Richter, F., Reinhold, U., Linss, V., & Linss, W. (2000). Effects of industrial noise exposure on otoacoustic distortion products (OADPs) and hair cell loss in the cochlea - Long-term experiments on awake guinea pigs. *Hearing research, 148,* 9-17.

19. Engdahl, B., & Kemp, D. T. (1996). The effect of noise exposure on the detail of human otoacoustic distortion products. *Journal of Acoustical Society of America. 99,* 1573-87.

20. Fraenkel R, Freeman S, Sohmer H. (2001). O efeito da exposição ao ruído de duração variável na resposta auditiva do tronco cerebral, nos produtos de distorção otoacústica e nas emissões otoacústicas evocadas transientes em ratos. *Audiology Neurootology, 1,* 40-9.

21. Franklin, D. J., McCoy, M. J., Martin, G. K., Lonsbury-Martin, B. L. (1992). Test-retest reliability of transiently evoked distortion-generated otoacoustic emissions. *Ear & Hearing, 13,* 417-29.

22. Gelfand, S.A. (1997). *The Basics of Audiology.* Nova Iorque: Thieme Medical Publishers. 39

23. Goodman, S. S., & Keefe, D. H. (2006). Medição simultânea do reflexo do músculo do ouvido médio ativado pelo ruído e das emissões de frequência da estimulação otoacústica. *Journal of the association for research in otolaryngology, 7,* 125-139.

24. Gorga, M. P., Neely, S. T., & Dorn, P. A. (1999). Desempenho do teste de emissões otoacústicas por produto de distorção para critérios a priori e para padrões audiométricos de múltiplas frequências. *Ear and Hearing, 20,* 345-62.

25. Gupta, B. H. (2002). *Efeito do magnésio oral na mudança de limiar transitório.* Tese de Mestrado não publicada. Tese de Mestrado não publicada.

26. Hall, J. W. (2000). *Handbook of Otoacoustic Emissions (Manual de Emissões Otoacústicas).* Califórnia: Singular Publishing Group.

27. Hawkins, J. E. (1971). The role of vasoconstriction in noise-induced hearing loss (O papel da vasoconstrição na perda auditiva induzida pelo ruído). *Annals of Otology Rhinology and Laryngology 80,* 903-913.

28. Hotz, M. A., Probst, R., Harris, F. P. & Hauser, R. (1993). Monitoring the effects of noise exposure using transient evoked otoacoustic emissions. *Ata otolaryngologica, 113,* 478-482.

29. Kemp, D. T. (1978). Emissões acústicas estimuladas no ouvido humano. *Journal of the Acoustic Society of America,* 64, 1386-1391.

30. Kemp, D. T. (1995). Medição do atraso das emissões otoacústicas de produtos de distorção em ouvidos humanos. *Journal of the Acoustic Society of America,* 97, 3721-3735. 40

31. Lapsley Miller, J. A., Marshall, L., Heller, L.M., & Hughes, L. M. (2006). Low-level otoacoustic emissions may predict susceptibility to noise-induced hearing loss *The Journal*

of the Acoustical Society of America, 120, 280-296.

32. Lapsley Miller, J.A., Marshall, L., & Heller, L. M. (2004). A longitudinal study of changes in evoked otoacoustic emissions and pure tone thresholds measured in a hearing maintenance programme. *International Journal of Audiology, 43,* 307-322.

33. Lapsley Miller, J.A., & Marshall, L. (2001). Monitorização dos efeitos do ruído com emissões otoacústicas. *Seminars in Hearing, 22,* 393-403.

34. Lee, S. C., Bohne, B. A. & Harding, G. W. (2008). Diferenças entre a base coclear e o ápex nas vias de morte celular após exposição a ruído de baixa frequência. *Otorrinolaringologia, 2,* 29-43.

35. Libbin, B. I. (2008). *Alterações temporárias na função auditiva em membros de orquestras universitárias.* Tese de mestrado não publicada. Tese de Mestrado.

36. Lonsbury-Martin B. L., & Martin G. K. (2003). Otoacoustic emissions. *Otolaryngology Head Neck Surgury, 11,* 361-6.

37. Lonsbury-Martin B. L., & Martin G. K. (2001). Evoked oto-acoustic emissions as an objective screener of ototoxicity. *Seminars in Hearing, 22,* 377-92.

38. Marshall, L., Miller, J. A., Heller, L. M., Wolgemuth, K. S., Hughes, L. M., Smith, S. D., & Kopke, R. D. (2009).Detetar danos incipientes no ouvido interno a partir do impulso 41

39. Ruído com emissões otoacústicas. *Journal of Acoustical Society of America, 12,* 9951013.

40. Marshall, L., Miller, J.A., & Heller, L.M. (2001) Distortion-product otoacoustic emissions as a screening tool for noise-induced hearing loss. *Noise & Health, 3,* 4360.

41. Martin. G. K., Lonsbury-Martin. B. L., Probst, R., Scheinin, S. A., & Coats, A. C. (1987). Produtos de distorção acústica em coelhos. Locais de início por supressão e exposição ao tom puro. *Hearing Research, 28,* 191-208.

42. Mensh, B. D., Patterson, M. C., Whitehead, M. L., Lonsbury-Martin, B. L., & Martin, G. K. (1993). Emissões de produtos de distorção em coelhos: I. Suscetibilidade alterada à exposição repetida a tons puros. *Hearing Research, 70,* 50-65.

43. Mhatre, A. N., Tajudeen, B., Welt, E. M., Wartmann, C., Long, G. R., & Lalwani, A. K.

(2010). Redução temporária das emissões otoacústicas por produto de distorção (EOAPD) imediatamente após a resposta auditiva de tronco encefálico (ABR). *Hearing Research, 269,* 180-85.

44. Newby, H. A., & Popelka, G. R. (1992). *Audiology* (6th edition), Prentice Hall, Englewood Cliffs, NU.

45. Norton, S. J., & Stover, L. J. (1994). *"Emissões otoacústicas: um novo instrumento clínico", em Handbook of Clinical Audiology.* Editado por J. Katz (Williams and Wilkins, Baltimore), pp. 448-462. 42

46. Norton, S. J. (1992). Função coclear e emissões otoacústicas. *Seminários em Audição, 13,* 1-14.

47. Prieve B. A. (2002). As emissões otoacústicas no rastreio auditivo neonatal. *Otoacoustic emissions: Clinical applications (ed II).* Nova lorque: Thieme, 348-374.

48. Pujol, R. (1992). *Sensitive Developmental Phase and Acoustic Trauma: Facts and Hypotheses,* em Dancer AL, Henderson D, Salvi R, et al: Noise-Induced Hearing Loss. St. Louis, MO, Mosby, 196-203.

49. Quirk, W. S., Avinash, G., & Nuttall, A. L. (1992), The influence of loud sound on red blood cell velocity and blood vessel diameter in the cochlea. *Hearing Research 63,* 102-107.

50. Reuter, K., Ordonez, R., & Hammershoi, D. (2007). Effects of overexposure to 1 kHz sound on the distortion product of human otoacoustic emission. *Journal of Acoustic Society of America, 122,* 378-386.

51. Robinette, M. S., & Glattke, T. J. (2007). *Otoacoustic emissions: Clinical applications (Emissões otoacústicas: aplicações clínicas).* Nova lorque: thieme medical publishers.

52. Savitha, V. H. (2002). *Eficácia da audiometria de alta frequência alargada e das emissões otoacústicas como indicadores precoces de perda auditiva induzida por ruído. Tese de doutoramento* não publicada. Tese de doutoramento não publicada.

53. Schiavetti, N., & Metz, D. E. (2006). *Evaluating research in communicative disorders* (5ª ed.). Boston, MA: Allyn & Bacon. 43

54. Shera, C. A., & Guinan, J. J. (1999). Evoked otoacoustic emissions result from two fundamentally different mechanisms: taxonomy for mammalian OAEs. *Journal of Acoustic Society of America, 105,* 782- 98.

55. Sheskin, D. J. (2003). *Handbook of Parametric and Nonparametric Statistical Procedures (Manual de Procedimentos Estatísticos Paramétricos e Não Paramétricos).* Estados Unidos: CRC press. 77.

56. Sliwinska-Kowalska, M., & Kotylo, P. (1997). Is oto-acoustic emission useful in the differential diagnosis of occupational noise-induced hearing loss? *Medycyna pracy, 48,* 613-20.

57. Souza, D. (2009). *Estudo comparativo do ruído evocado em ruído militar e ruído não exposto.* Dissertação de mestrado não publicada. Tese de doutorado.

58. Stach, B. A. (2008). *Audiologia clínica: uma introdução.* Califórnia: Singular Publishing Group. 81.

59. Sutton L. A., Lonsbury-Martin B. L., Martin G. K., Whitehead M. L. (1994) Sensibilidade do produto de distorção das emissões otoacústicas humanas à sobre-exposição tonal: tempo de recuperação e efeitos da redução de L2. *Hearing Research, 75,* 161-174.

60. Taylor, W., Pearson, J., & Mair, A. (1965). Um estudo do ruído e da audição na tecelagem de juta. *Journal of Acoustic Society of America, 38,* 113-120.

61. Vinck B.M., Van Cauwenberge P.B., Leroy L., & Corthals P. (1999) Sensitivity of transient and distorted evoked otoacoustic emissions to the direct effects of noise on the human cochlea. *Audiology, 38,* 44-52. 44

62. Wasser, T. V., & Staecke, H. (2005). *Otolaryngology: basics and clinical overview.* Nova Iorque: thieme medical publishers.

63. Willott, F. J. (2001). *Handbook of Mouse Auditory Research: From Behavior to Molecular Biology (Manual de investigação auditiva em ratos: do comportamento à biologia molecular).* Nova Iorque: thieme medical publishers.

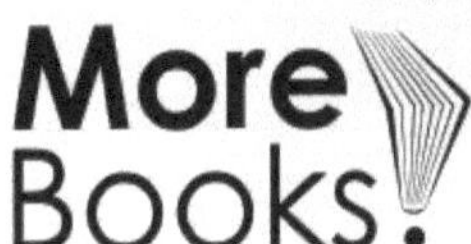

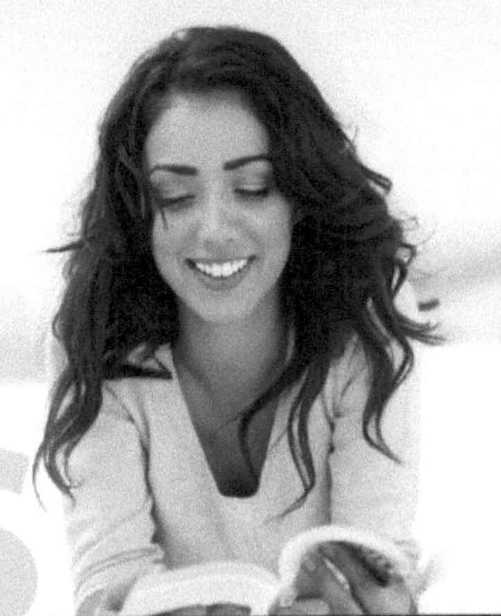

yes
I want morebooks!

Buy your books fast and straightforward online - at one of world's fastest growing online book stores! Environmentally sound due to Print-on-Demand technologies.

Buy your books online at
www.morebooks.shop

Compre os seus livros mais rápido e diretamente na internet, em uma das livrarias on-line com o maior crescimento no mundo! Produção que protege o meio ambiente através das tecnologias de impressão sob demanda.

Compre os seus livros on-line em
www.morebooks.shop

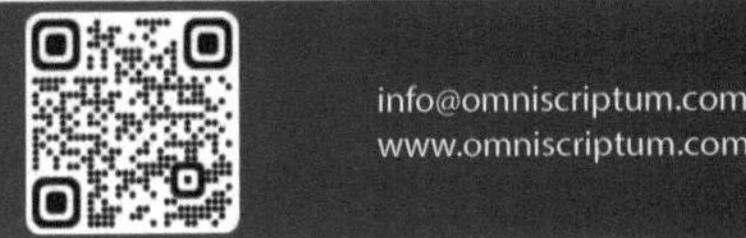

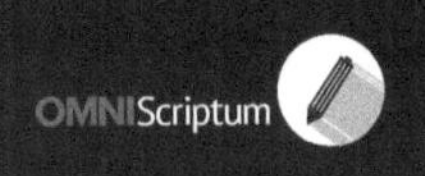

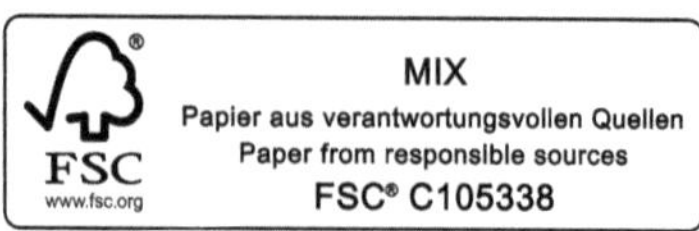

Printed by Books on Demand GmbH, Norderstedt / Germany